はじめに

　私は今まで、糖尿病学やプライマリ・ケア医学、アンチエイジング、スポーツ医学、音楽療法、統合医療などに関わっています。また、私の医学の師匠で人生の師である日野原重明先生から長年ご指導賜りました。領域は内科学やプライマリ・ケア医学、生活習慣病、音楽療法、「新老人の会」など幅広いもので、関連する領域が不思議と一致しています。思い返せばCD付き楽譜集「日本の四季の歌」を上梓したとき監修下さり、書籍「イラストと川柳で学ぶ糖尿病」では「推薦の辞」と本の帯を特別に賜りました。日野原先生のお陰で今までいろいろなことにチャレンジでき、仕事を続けて現在の私が存在していると思っております。

　さて、私がずっと臨床や研究を継続してこられたその基盤には、基本的に規則的な「生活習慣」が存在します。子供の頃から高齢者まで、それぞれの生活習慣によって成長し毎日を過ごしています。ただ、その積み重ねがいい場合もあれば悪い場合もあり、健康にもなり病気にもなることに。このため、日野原先生が名づけたのが「生活習慣病」です。各人が各目標を持って毎日(life)を暮らし、生きがい(life)を感じながら、ときには命(life)を懸けることもあり、毎日の積み重ねが人生(life)へと連続していきます。今までQuality of Life(QOL)は「生活の質」と訳されていますが、生命の質、人生の質、生きがいの質でもあります。

　私は子供の頃からピアノやスポーツに親しみ、毎日コツコツと練習を重ねてきました。実は、簡単に上手にならないから楽しいのです。困難に対して立ち向かい乗り越えていくのは「やりがい」に繋がります。いろんな経験から得たのは、1日休むと3日後ろに戻ってしまうことで、少しの時間も貴重と感じます。私の座右の銘は「習慣は第二の天性なり(Habit is the second nature)」です。

　日野原先生の功績や業績を目標として、私が師匠の1/10～1/100でも何かお役にたてることはないかを考えてきました。教科書ではなく、私が活動してきた中から、参考となる内容を本書で紹介したいと存じます。身体の管理、心の持ち方、芸術の楽しみ方、医学の内容など多岐にわたりますが、皆さまのヒントとなり、行動変容のきっかけとなれば幸いに存じます。

令和元年6月25日　　　　　　　　　　　　　　　　　　　　　　板東 浩 拝

目　次

第１章　糖質制限のわかりやすい方法 ……………………………………… 3

第２章　糖質制限で人生を健やかに ……………………………………… 15

第３章　身体と心も鍛えよう ……………………………………… 29

Table of Contents

Chapter 1　How to continue Low Carbo? …………………………… 3

Chapter 2　Better and Happier life with LCD　…………………… 15

Chapter 3　Training for body and soul　…………………………… 29

第1章　糖質制限のわかりやすい方法

糖質制限の食物ピラミッド

健康を目指すわが国の食生活の指針として、「糖質制限の食物ピラミッド」を提唱しています。米やパン、菓子、イモ、めん類は極力少なくします。一方、魚や肉、卵、豆腐、納豆などたんぱく質は多く摂取するのが大切です。効果を得るため、糖質制限を始めた最初は確実に続けましょう。1〜2週間で驚くほどお腹の内臓脂肪が燃えて痩せてきます。

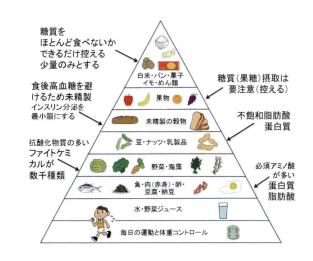

すると「ケトン体質」に変わり、毎日を気持ちよく過ごすことができます。

我々が糖質制限を多数例に行った研究結果について、2019年の論文から示してみましょう(Adv Obes Weight Manag Control. 2019;9(1):16-19.)。2807例に対して、10％以上の減量は24.1％に、5％以上は56.4％に、2.5％以上は77.5％にみられました。

4人に1人の割合で、体重の1割を減らすことができたという結果は、糖質制限の高い効果と考えられます。

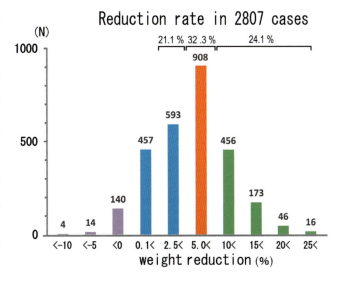

★糖質制限の「虎の巻」7箇条

糖質制限「虎の巻」7箇条を示します。この原則に沿って生活すると、心身ともに健やかで良い人生に繋がります。基本の5箇条および応用の2箇条です。

1) 糖質は極力少なくする
   主食を摂る場合、玄米、全粒粉パンなど未精製穀物を少量だけ
2) 蛋白質を多く摂取する
   動物性（卵、肉、魚）や植物性（大豆、豆腐、納豆）など推奨
3) 脂質は多くても大丈夫。魚脂（DHA, EPA）やオリーブ油が推奨
   バター・マヨネーズの制限なし、数ヶ月で血中脂質も改善
4) 野菜・きのこ・海藻を多く、果物・果汁ジュースを避ける
   野菜には葉菜（葉物）と根菜があり、葉菜OK、根菜少量
5) 酒は蒸留酒（焼酎）、つまみはチーズ、ナッツ、居酒屋が推奨
   醸造酒は避けるが、糖質フリービールと適量の赤ワインはよい
6) 糖質の吸収速度（GI値）や食べる順序も考慮する。
7) コンビニを有効活用し、食事や栄養の知識を高め工夫を続けていく。

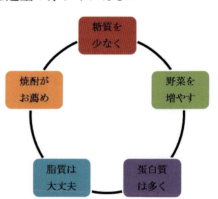

★スーパー、標準、プチと3種類あり

糖質制限の方法には3種類あります。

> 表　糖質制限を続けられる3つのレベルの方法
> ①プチ糖質制限(petite LCD)：1日1回、夕食だけ糖質を0とする
> ②スタンダード糖質制限(standard LCD)：1日2食、糖質を控える
> ③スーパー糖質制限(super LCD)：3食とも糖質抜き、大きな効果

これらは糖質制限(Low Carbohydrate Diet, LCD)の権威で数多くの著書がある江部康二先生が提唱されたものです。私たちは日本糖質制限普及協会の活動も含め、英語論文などで世界に情報発信中です(Ebe, Bando, LCDで検索可能)。

★1）第1箇条　糖質は極力少なくしよう

あなたは日頃、糖質をどの程度摂っているでしょうか？　ご飯やパン、うどん、麺類などが含まれ、目安としてお茶碗に盛ったご飯を示します。

ご飯	100 g	150 g	200 g	300 g
糖質	36 g	54 g	72 g	108 g

左から少なめ、通常（糖質54〜55g）、多め（丼の場合）、大盛です。カレー店で食べる際、ルーの糖質は16〜20g、ライスの糖質108gぐらいが目安です。

わが国では長年カロリー制限法が使われ、カロリー比で糖質60%、蛋白質15%、脂質25%ぐらいでした。一方、糖質制限法は、国際的に理解され実施されるように、標準法では糖質摂取を1日に130g以下と設定。これを1日3回の食事で割り算すると、1食あたり

表　糖質制限の3種の方法
① 緩やかな糖質制限：約40g/食
② 平均的な糖質制限：約30g/食
③ スーパー糖質制限：約20g/食

40g程度となります。そこで、糖質制限法を3つのレベルに設定すると、1食あ

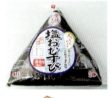

たりの糖質は20g〜30g〜40gまでにしたいものです。おにぎりの重さは100gで糖質は33g、6つ切りの食パンは糖質が30gなので、これらを食べると糖質制限の継続は難しくなります。

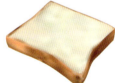

ほかに、糖質を含む代表的な食品をみると、中に含まれる糖質はこれほど多い

表　代表的食品と糖質量
うどん　1玉　　50g
中華麺　1玉　　58g
さつまいも1本　78g
バナナ　　1本　27g
グレープフルーツ1個　29g
スポーツドリンク1本　15〜30g
コーヒー＆ミルク1本　38g
アイスクリーム1個　39g

のです。したがって、糖質制限によって、糖尿病やメタボを良くしよう、減量しようと思っている人は、きちんと理解した上で、しばらく控えましょう。一生続けなさい、とは申しません。数ヶ月で効果が出たら、ゆるめていけばいいのです。

★2）第2箇条　蛋白質を多く摂ろう

　蛋白質の食品はいくつかに分類されます。順番に考えていきましょう。

　1）動物性蛋白：牛や豚、鶏の肉などは動物の身体を構成しています。成分には蛋白質が多く、糖質はほとんどありません。特に鶏肉は蛋白質が多く脂肪が少なく、糖質も少なく、アスリートやダイエッターが活用し、健康食として有名です。肉180g中で糖質はわずか0.4gです（図）。

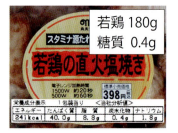

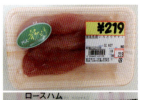

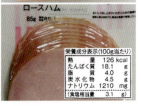

　鶏肉について、徳島には「阿波尾鶏」という美味しい鶏肉があり、全国有数の生産高を誇っています。スーパーでササミを購入し（図）、レンジで90秒温めると健康食に変身します。ハムも高蛋白低糖質食品で推奨されます。

　2）植物性蛋白：豆類や豆腐、納豆などが含まれます。ここでは「塩茹(ゆ)で枝豆」を紹介しましょう。枝豆の特徴は三大栄養素の蛋白質・脂質・炭水化物者がほぼ同量含まれること。抗加齢医学で推奨されるバランスですね。

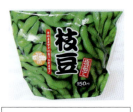

　3）乳製品：卵や牛乳、ヨーグルト、チーズなどです。卵の糖質量はわずか0.1gで、優良なタンパク質を含み推奨されます。歴史的に牛乳は簡単に蛋白質を摂取できる素晴らしい食品です。糖質もある程度含むため1日に1本程度に。毎食直前に70ccずつ飲むと糖質の吸収を遅らせる効果があります。ヨーグルトは胃腸機能や腸内細菌叢のバランスの改善に有用です。糖質は意外と多いので、食後に少しずつ摂取するといいでしょう。チーズは食事にもおやつにも最適であり、ミニチーズは1個あたり糖質わずか0.2gです。

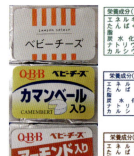

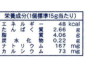

★3） 第3箇条　脂質の取り過ぎは心配不要

糖質制限を実施する上で、脂質についていくつかの助言を授けましょう。

a）魚類がお勧め：特に背びれが青く腹が白い「青魚」に含まれる魚油にはDHAやEPA（不飽和脂肪酸でn-3）が多く含まれ推奨。マグロで大トロ、中トロなど赤身も白身も大丈夫です。ネタに制限なく、シャリは食べる量に注意。

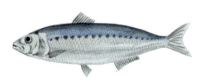

DHA: ドコサヘキサエン酸
EPA: エイコサペンタエン酸

b）肉の脂は大丈夫：わざわざ脂身を除く必要はなく、肉には糖質が少ないので心配なし。脂質検査にも悪影響なく、内臓脂肪が燃えていきます。

c）バターがよい：昔は植物性のマーガリンの方が身体によいとの説もありました。しかし、日本人の食生活を研究したデータから、バターの方が推奨されます。

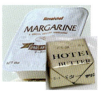

d）から揚げOK：揚げ物料理では、成分を考え、小麦粉と天ぷら粉が多い場合には注意が必要です。鶏のから揚げは蛋白質が多く、油は多少、糖質が少なく大丈夫です。

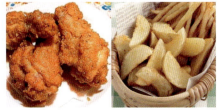

フライドチキンはOKですが、フライドポテトはダメ。豚カツなどでは料理を見て考え、表は食べて、裏は残すなど工夫しましょう。

e）ドレッシングは油っぽいものを：野菜を最初に食べるとき、ドレッシングが大切です。今までカロリーで考え、ノンオイルがよいと思い込んでいた人が多い

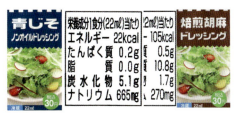

でしょう。実はこれは逆なのです。ノン

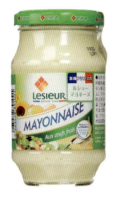

オイルのあっさり系には必ず糖質が含まれるため、控えてください。逆に油っぽいドレッシングがお勧め。ゴマ、イタリアン、フレンチ、オリーブオイルなど、多く使っても大丈夫。以前に議論となったマヨネーズも大丈夫です。今後はカロリーを見ずに、糖質量でチェックしましょう。

★4) 第4箇条　野菜と水を多く摂ろう

野菜は①葉菜（ようさい）と②根菜（こんさい）とに大別されます。

①は糖分が少ないですが、②は糖分が多いので注意。タマネギは鱗茎が地際にできるため以前は根菜類でしたが、地下茎の周りの葉が肉厚で球状になったもので、現在では葉菜類とされることも。

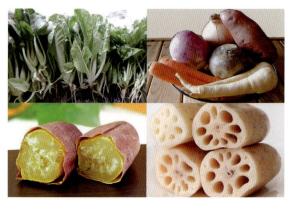

②根菜について、サツマイモは根、ジャガイモやレンコンは地下茎由来です。徳島県の鳴門は、さつまいも「鳴門金時」や特産のレンコンで有名です。穴から遠くが見通せるため、将来が見通せるという意味でおせち料理にも使われます。

さて、スイカは野菜でメロンは果物とされますが、野菜と果物の違いは実は難しいのです。糖質の量をチェックしてください。トウモロコシやカボチャは控えましょう。一方、脂肪が約20％も含まれるアボカドは油脂の群に含まれ、世界一栄養価の高い果物としてギネスで認定。医学的効果もありお勧めです。

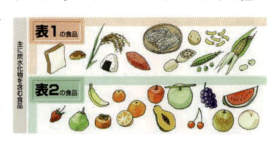

次に、水分について。身体の脂肪が燃焼しやすくなるため、水分は多めに摂取するように心がけてください。スポーツドリンクには糖質が多く含まれ、アスリートや炎天下で働く人以外は控えめでもいいでしょう。最近は糖質0の清涼飲料水や炭酸水があり、活用できます。野菜ジュースは、美味しくするため予想以上に糖分が含まれることも。牛乳は蛋白質を簡単に摂取できる最良飲料です。200cc中に糖質（乳糖）6〜9gが含まれるため、通常1日1本程度が推奨。原則として、水分は多めで代謝を盛んにし、毎日多少の運動を行うのが理想です。お茶は0kcalで緑茶のカテキン、テアニン、カフェインなどは健康にプラスの効果を有します。

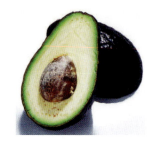

★5）第5箇条　糖質含まない焼酎がお勧め

　近年、アルコール飲料には種類が増えて楽しめます。本来アルコール自体は血糖を上げず、尿酸値や肝臓に影響がなければ、適量を嗜むのは構わないです。

　アルコールは2種類に分けられます。①醸造酒：原料を酵母によりアルコールを発酵させて作られ、そのままで飲まれるものです。②蒸留酒：これは①を蒸留して作るもので、水を加えいろいろなアルコール度数を調節できます。

表　醸造酒と蒸留酒の比較

	推奨	糖分	アルコールの種類
①醸造酒	×	あり	ビール、日本酒、紹興酒　ぶどう酒、シードル（リンゴ酒）
②蒸留酒	○	なし	焼酎、ウィスキー、ブランデー　ラム、ウォッカ、ジン

①の中で差し支えないのは、通常のワイン1～2杯です。シャンパンや貴腐ワインは糖質が多いです。

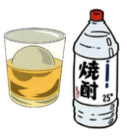

　標準的なビールで350ccの一缶で約11g、2本で22gの糖質です。日本酒では2合360ccなら18gに。アルコールだけで糖質18～22gまで達してしまいます。一方、蒸留酒を選ぶとアルコールに含まれる糖質が0となり、大いに違いがあります。

　お酒と一緒に食べる料理について。アルコール＋料理で、1食あたりの糖質量は10～30gまでにしたいもの。お勧めする店は「居酒屋」です。というのは、安くて単品で注文でき、糖質以外の料理を自分で自由に選択できるから。つまみや料理は、糖質量が少ないものとして、酢の物(1g)、サラダ(2g)、鶏の串(1g、塩)、ステーキ(0g、コショウ)、卵(0.5g)、豆腐(2g)、枝豆(4g)、納豆(4g)などがお勧めです。コツとして、焼き肉では肉を多く、野菜も多く、タレは少なくしましょう。天ぷらは小麦粉が少なく、鶏肉はそのまま揚げているのがよく、脂が多いのは大丈夫です。

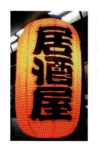

　飲酒の許容量/日は従来男性2合、女性1合でしたが、今後糖尿病関係では、週2回休肝日を含め、男性1.5合、女性も半分程度にしたいものです。

★6）6箇条　食べる順番を考えGIを活用

　糖質制限を続けていくと、いろいろな制限が辛いと感じる場合があります。そのときは我慢せず、食べる順番を変えるなど、上手に工夫しましょう。

　1）野菜類：食事の最初には、野菜＋ドレッシングが推奨され、野菜の種類を変えたり、数種類のドレッシングを試みてはいかがですか。野菜には葉菜と根菜があり、後者は糖質が多いので注意。推奨する素材としては、こんにゃく、海藻、寒天、きのこなど。バラエティに富む海の幸を活用してみてください。ゆっくり消化されるように、10分ほどよく噛むと満腹中枢に刺激が伝えられ、気分も落ち着きます。

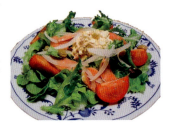

　2）蛋白質：肉や魚、卵、大豆製品など、メインとなる食材を摂取します。いろんな缶詰を活用すると、バラエティに富む味を楽しめます。

　3）糖質：ご飯や麺類、パンは控えてほしいですが、もし食べるなら最後に。ゆっくり15分以上かけて食べると、血糖の上昇はやや抑えられます。白米より玄米、全粒粉パンが血糖の上昇が少ないのです。

　研究：GI値：食後に血糖が急激に上がると、スパイク状のインスリン分泌が必要となり、膵臓に負担がかかります。血糖の上がりやすさの指標に「グリセミック・インデックス(GI)値」があり有用です。ブドウ糖を飲むと急激に血糖が上昇し、これを100として比較し、食品のGI値を分析します。代表的な食品とGI値は、菓子パン95、食パン91、精白米84、スパゲティ65、玄米56、ハム46、トマト30、ほうれん草15などです。

　GI値により、3つに分類されます。

・高GI 70<：白パン、ご飯、ジャガイモ
・中GI 56-69：玄米、全粒粉製品、サツマイモ
・低GI 55>：野菜、果物、豆類、低糖質製品

　ここで、注目してほしいのが、菓子パン95です。ブドウ糖のジュースのGIが100でほとんど変わらず、急速に血糖が上がるのです。一方、スパゲティと玄米では、血糖上昇は緩やかとなります。

★7）第7箇条　食後血糖を上げない工夫

　食後の高血糖を防ぐため、いろいろな工夫をしましょう。

　1）食べる順番の工夫：「野菜（繊維質の食材）→肉や魚→漬け物→味噌汁→ごはん」の順序が推奨。サラダは10分以上前に摂取すると効果が高いです。

　2）食材の工夫：海藻を最初に食べたり、GI値の低い食材や食品を選択したりします。牛乳や納豆、酢なども血糖上昇を抑えられ、スポーツドリンクは吸収が早いので状況を考えて使いましょう。

　3）食べ方のコツ：早食いの習慣を改善してゆっくりと15分以上をかけて食べましょう。噛む回数を増やすと満腹中枢を刺激して、満足感が得られます。特に朝食で血糖を上げると、昼から午後にも影響するので注意が必要です。

　4）調理のコツ：葉菜（葉物）の野菜は大き目にカットします。生の状態で硬めの状況で食べたり、GI値が低い食品や食材を選んで、薄い味になるように仕上げたりするとよいでしょう。

　5）油脂の活用：いろいろな食材や調理においては、油脂を活用すると食後の血糖上昇が抑えられます。乳製品やオリーブオイルと一緒に食べたり、油で揚げると消化や吸収が遅くなります。普通の白飯よりもチャーハン（卵、ラードでコーティング）、単なる食パンよりもバターやオリーブ油の使用がよいでしょう。

　6）食物繊維：食後血糖の低下に活用でき、不溶性と水溶性があります。

　a）不溶性：大豆、ごぼう、穀類、海藻、殻（エビ、カニ）などがあり、良く噛むと満腹感、便量多く便秘予防、大腸癌予防の作用がみられます。

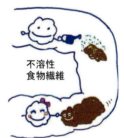

　b）水溶性：こんにゃく、果物、豆、海藻、キャベツ、納豆のネバネバ、オクラ、とろろ芋などがあり、糖質やコレステロール吸収を抑え、血糖上昇を抑えます。

　c）新型食物繊維：水溶性食物繊維の一つで、βグルカンなど、免疫力を強めた特徴がみられます。

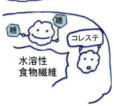

　大切なのは、原則をきちんと理解した上で、各人や状況に応じて、食事回数・内容・摂取する順番などを工夫していくことでしょう。

食事例と糖質量を予測しよう

糖質制限という見地から、実際の食事例について糖質量をみてみましょう。

1）昼食の例をご覧ください。ハヤシのルーとライスに含まれる糖質量はそれぞれ12gと108gであり、合計は120gにもなります。非常に糖質が多いですね。コロッケにはポテトが、フライには小麦粉が含まれ、サラダとはいっても、マカロニやポテトは糖質です。杏仁豆腐という名前ですが、豆腐ではなく糖質の塊なので注意してください。缶詰は特に糖分が多く、シロップは残しましょう。福神漬には100g中33gの糖質が含まれます。

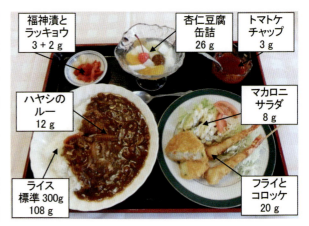

この食事で糖質を合計すると182gにもなります。もし、ご飯が豆腐300gに置き換われば、合計79gまで減ります。あなたは、今までこのように糖質量を考えたことがありますか？

2）次に、筆者が頂いた病院の夕食について、糖質量を調べてみました。本来豚肉に糖質は少ないですが、フライに使うパン粉のため5.5gに増えます。揚ナスは2.0gですが、タレ（味噌・砂糖）だけで糖質を5.4gも含みます。和え物には野菜の糖質は

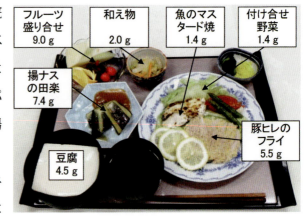

少なく、調味料（みりん）に糖質が多いのです。ご飯の代わりに、豆腐300gにしています。

この食事で糖質の合計は約31gとなり、中等度の糖質制限に相当します。ただし、もし、豆腐300gではなく、通常のご飯200gであれば合計101gとなり、ご飯300gであれば、合計137gまで急増することになります。

3）引き続いて、オムライスの例です。糖質の量として、鶏肉には0.1g、エビには1gとわずかになっています。ところが、そのフライの衣に含まれる糖質量が7gと多いですね。フライにはいろいろな種類がありますが、本例の場合には、これほど糖質が多くなっているようです。

一方、鶏肉（チューリップ）の糖質量は、0.1gとほとんど糖質が含まれておらず、比較すると大きな差異がみられます。もし、鶏のフライがあると仮定した場合、同じフライでも糖質量はとても少ないと予想されます。

クラムチャウダーやサラダ＆ドレッシングの糖質は中等量であるといえましょう。トウモロコシには糖質が多いです。果物やフルーツポンチの甘いシロップだけで22gもあり、オムライスのご飯だけで84gとなります。

4）日本の味に関して、人々が冬期に好むものは「おでん」ですね。

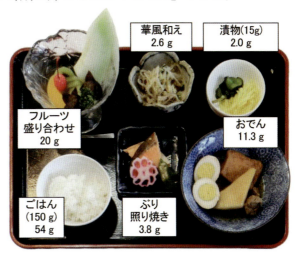

本例では、主要な「おでん」の糖質量は11.3gとなっており、その中で卵はわずか0.1gです。しかし、練り製品について、魚の蛋白質が含まれる割合はおおむね10％程度でしょう。そして、通常予想以上に糖質も多く含まれているものです。

一方、ぶり照り焼きや日本人好みの中華風和え物には、それほど糖質は含まれていません。フルーツ盛り合わせが20gと糖質が多く、ご飯がプラスされると、これほど合計量が増加することになります。

糖質でどれほど血糖が上がるか

糖尿病の患者では、血糖が高くなります。それでは、健康人ではどうでしょうか。実は良い研究があるのでご紹介しましょう。健康な大学生12名に牛丼（糖質80g含む）を食べてもらい、血糖を測定。1）ご飯だけ、2）牛丼、3）牛丼と生姜の3群で検討しました（図）。

その結果、いずれも血糖は30～45分で約70～80mg/dL上昇、正常人でも、1gの糖質で血糖が約1mg/dL上昇することがわかります。

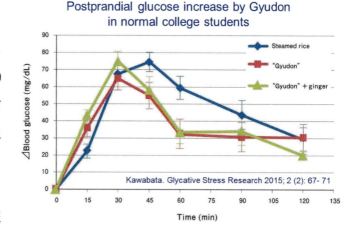

頻度が高い2型糖尿病は肥満が多く基本的にインスリン注射が不必要なタイプです。この場合1gの糖質で約血糖が3mg/dL上昇します。1型糖尿病はインスリン注射が必須のタイプで、1gの糖質で血糖が約5mg/dL上昇します。

以上をまとめると、1gの糖質摂取により、健常人は約1mg/dL，2型糖尿病では約3mg/dL，1型糖尿病では約5mg/dL、血糖が上昇するのです（図）。

お茶碗1杯のご飯は重さが150gで、糖質量は55gです。角砂糖なら15個分に相当します。また、コンビニのおにぎりは重さが100gで、糖質量は約33g。そのため、2型糖尿病の人がおにぎり1個を食べると血糖は100mg/dL上昇

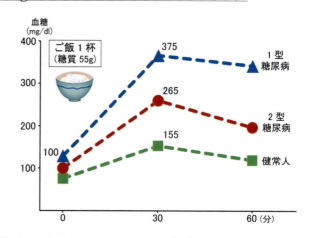

することに。6つ切りのパンの場合、糖質は30gなので、1枚食べると90mg/dL上昇することになります。

第2章　糖質制限で人生を健やかに

全人的な医療のプライマリ・ケア医学

　私は主に糖尿病の臨床や研究に従事しておりますが、基本は内科医であり、プライマリ・ケア(PC)医学も専攻しています。PC医学は、日野原重明先生が半世紀前に日本へ導入されたものです。私は大学卒業後、米国で患者を診察できるECFMG資格を取得し、米国でPC医学の臨床研修を行う機会を得ました。PC領域で仕事をずっと続け、2017年5月には日本PC連合学会総会が高松で開催。私は大会長を務め4500人が参加し、日野原先生はわが国におけるPC医学の発展を非常に喜ばれ、公的医学会で最後の祝辞をお送りくださいました。

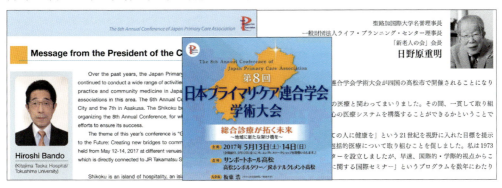

　ＰＣ医学では身体と心理面を含め、心身一如を重要視します。医師は生物・心理・社会的(bio-psycho-social-)の側面から全人的に診ているのです（図）。

　健康な食事は世界中で様々な説があり、カロリー制限食（脂肪制限食）、糖質制限食、地中海式などが含まれます。本書は教科書ではなく、糖質制限食についてお話しております。肥満や生活習慣病、メタボを有する方の場合、まず糖質制限で若干痩身になるようにお勧めします。

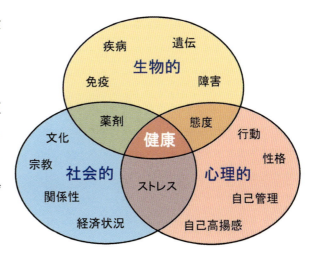

人類の進化と食物

あなたは常に、米飯、パン、麺類など糖質を食べていますね。実は、これは人間の本来の姿とは違うのです。人類の進化をみますと、おそらく700万年前から1万年前まで、猿人・原人・人類は飢餓との闘いが続き、獣の肉や骨髄を食べ、糖質は稀に得られるご馳走でした。約500万年前に人類の脳容積が増え、250万年前に氷河期があって人類は肉食になり、草原で狩猟を開始します。この高蛋白・低糖質食によって人類は進化しました。約12000-5000年前、縄文時代に集落遺跡を示す鳥浜貝塚があります。縄文のタイムカプセルと呼ばれ、当時人々が食べた食物の成分を研究すると、糖質は20%、脂肪＋蛋白質が80%となっていました（図）。

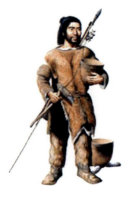
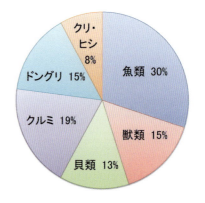

約1万年前から農耕が始まり、穀物が生産されることに。利点は食糧が確保され人口が爆発的に増加したことです。弱点は、人間の身体に「糖毒性」（身体に有害な糖分の負荷）が生じることに。従来空腹気味で血糖は低く、獣と格闘など非常事態に血糖を上げるホルモンは多く、逆に低くする場合は稀でインスリンだけでした。都都逸（どどいつ、七七七五）を作ってみたのでご覧ください。

〈血糖の都都逸〉
グルコ成菓で
血糖上げて
下げるは一つ
インスリン

グル：グルカゴン
コ：コルチゾル
成：成長ホルモン
菓：カテコラミン
　　アドレナリン
　　ノルアドレナリン
　　ドーパミン

ところが、産業革命で精白の技術が広まり、現代はこんな飽食の時代となり、人々の生活習慣の変化でさらに高血糖の傾向になりました。そのため、現在、多数の人々が肥満や生活習慣病、メタボ、ロコモなどで苦しんでいるのです。さらに、高血糖や糖尿病によって、がんは2割、認知症は数倍増えています。

それでは、どうすれば？　まず、糖質制限で若干痩せましょう。私がエスコート致します。あなたの身体や心が調子よくなるのは間違いありません。

お腹の脂肪を燃やしてケトン体質へ

　太った人が痩せたという場合、2つに分けられます。一つは、内臓脂肪など余剰にある脂肪が燃えて、「健康的に痩せた」場合です。筋肉の量は落ちず身体も元気です。他方は、無理なダイエットを行って「不健康に窶（やつ）れてしまった」場合です。筋肉量が落ちてしまい、身体にも心にも張りがなく倦怠感が続きます。以前は骨皮筋右衛門（ほねかわすじえもん）、骨皮筋子（ほねかわすじこ）などと呼ばれました。漢字「窶」は怖そうな雰囲気で、髑髏（どくろ）にも含まれています。

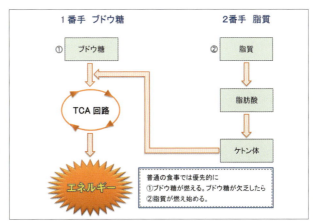

　それでは、身体に溜まった脂肪をどう健康的に燃やせばいいのでしょうか？　実際、簡単ではありません。あなたが普通の食事を続け、米やパン、麺類など糖質が身体に入っている間は難しいのです。身体がエネルギーを作り出すとき、いつも優先的に「一番手のブドウ糖」から燃やします。ブドウ糖が不足すると初めて、二番手の脂質が使われることに。これが「糖質制限食」が有効である理由です。

　一方、昔から「カロリー制限食」（脂肪制限食）の方法は知られています。全体のエネルギーを減らせばいいのです。ただ、いつも空腹を我慢せねばならず、継続が難しいことは知られていますね。

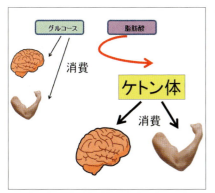

　なお、脂質が燃えると「ケトン体」となりエネルギーを作ります。ずっと以前は「脳には糖質が必要」とされていましたが、最近これは誤りと明らかになりました。ケトン体は、脳のもっとも効率の良いエネルギー源であり、筋肉でも最大限に活用されています。マラソン選手は99％、ケトン体のエネルギーで走っているのです。

ケトン体は素晴らしい

「ケトン」については意義深い歴史があります。約100年前、癲癇（てんかん）を起こす小児に有効な薬がなく、「ケトン食」（非常に高い割合の脂肪食）が有効でした。最近になって、最近再びケトン食が高く評価されています。

近年、糖質制限の有効性が知られると、「ケトン体」とは太古から人類が使ってきた体内エネルギーであると正しい認識が広がりました。常々から糖質摂取を控えると、脂質を燃やし主にケトン体を利用してエネルギーを作る「ケトン体質」になります。「ケトン体生活」を送ると、糖尿病予防、腎疾患や心血管疾患の予防、がんや認知症の予防、アンチエイジングにつながることが明らかになってきました。有名なサッカー選手の長友佑都さんも実践中です。

それではどのような方法があるのでしょうか？

1）断食：すぐケトン体が出現。ただし持続が難しく時々行うのは良いでしょう。

2）糖質制限：1日糖質摂取50ｇ以下でケトン体が出現。毎食20gの糖質摂取とするか、または1日1〜2食の制限は意外に簡単であり、継続が可能です。

3）脂肪とタンパク質を優先的に摂取し、糖質摂取を控える生活を続けます。

4）中鎖脂肪酸を使用：MCTオイルやココナッツオイルが近年入手できます。

ケトン食や絶食によって、抗加齢因子のサーチュイン遺伝子が活性化され、身体全体が若返る方向に刺激されます（図）。

1）ケトン体はあらゆる健康作用を有し、

2）FGF21は血糖・中性脂肪を低下させ、膵臓β細胞の機能を改善し、肥満や脂肪肝を改善し、心血管リスク因子を下げます。

3）サーチュイン遺伝子は細胞老化や発がんを抑制し寿命を延長する効果を発揮し、

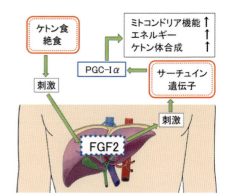

4）PGC-1αはミトコンドリア新生や糖新生、酸化的リン酸化、脂肪酸β酸化、TCA回路を亢進し、エネルギー産生や代謝機能を高めます。

以上のメカニズムより、すべて好循環のサイクルがどんどん進んでいくのです。ケトン代謝の素晴らしさがわかります。

糖質制限の効果

糖質制限食に対する体重減少について、最近山田悟氏のグループによる報告があります (Nutrients 2018, 10,528)。2型糖尿病患者200例に糖質制限での効果を3年観察し、肥満指数(BMI)が低下し有効でした（図）。BMIで1〜2の差は身長が170cmの人で2.9kg〜5.8kgの差に相当します。最初にBMIが高値で肥満度が強い人ほどよく体重が減少し痩せていることが示されています。

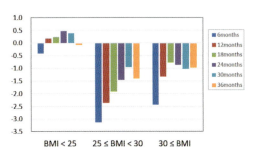

また、同グループが286論文を調査して分析した結果、1）日本の糖尿病患者の食生活についての科学的根拠はほとんどなく、2）日本糖尿病学会が唯一の食事管理で推奨するカロリー制限食には科学的根拠がなく、糖質制限食が短期的な利益をもたらす可能性が示唆されています (Nutrients 2018, 10(8), 1080)。

次に、糖尿病患者の血糖値に対して、糖質制限食は数日で劇的に改善させます。14日間における我々の研究データを示します。通常の糖尿病食（カロリー制限食）を第1,2日目に、糖質制限食を第3〜14日に摂取しました。1日7回の血糖変動を、第2,4,14日目に測定。第4日目とは、第3日から糖質制限をスタートして翌日の朝から夜までのデータです。

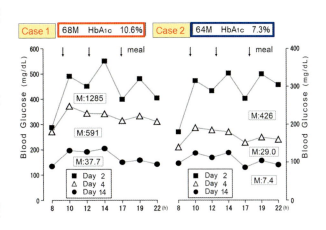

その結果、2例ともに血糖が下降しました。これほど短期間に良くなると、薬が不要になるケースも少なくありません。M値とは平均血糖(Average Blood Glucose)や平均血糖変動幅(Mean Amplitude of Glycemic Excursions, MAGE)から計算する指標で、血糖変動の研究で使われています。

糖質中毒

　現代人は知らない間に、「糖質中毒」になっているようです。疲れたとき無性に糖分が欲しくなるように身体がセットされています。砂糖を摂取すると気分が高揚してシュガーハイの状態に。ところが、その後、急激に血糖値が下降し、気分も体力も落ち込み、精神的に不安定になります。そのため、特に子供は落ち着きがなく、集中できません。逆に、糖質制限の食事を出す学習塾では、子供たちが激変し、何時間でも勉強を続けられるケースが知られます。

表　糖質中毒でみられる症状

- 頭痛や記憶障害、情緒障害
- イライラ、短気、攻撃的性格
- うつ病、パニック障害
- 虫歯、骨粗鬆症の進行
- アレルギー、アトピーの悪化
- 生活習慣病、がん
- 肌荒れ、老化、むくみ、疲労感
- リウマチ、不妊、性器トラブル

　医学的にも、アルコールやタバコ、薬剤、麻薬などと同様に、糖質摂取で脳内の β - エンドルフィンが増加して恍惚感をきたす仕組みがあり、中毒の状況なのです。「糖質中毒」の症状を示します（表）。

　血液中に余分な糖分があると、体内のたんぱく質や脂質と結びついて変性させ、老化物質の終末糖化産物（Advanced glycation end products：AGEs）を作ります。これが身体に蓄積されると、あらゆる箇所で老化が進むのです。

　人間の行動は、その大部分が潜在意識で決まっています。「少し疲れたみたい→元気になりたいな→それでは甘いものを食べようか→どこかにお菓子があったはず→見つけた、食べよう」と。こんな一連の感覚・判断・行動について少し考えてみてください。

　思いついたらその日に、「糖質は毒だ」「糖質は美味ではなく悪党だ」と、あなたの脳に刷り込みませんか？　放置すれば人生が台無しとなり、すぐに対応すれば、輝く未来が到来することでしょう。

　1）まず、身体の中毒状態を脱するのは3日、2）7日目でぐっと痩せて心身ともに清々しく、3）あとは上手に工夫し、4）周囲の人の協力も得て御褒美も楽しみにして、5）継続してみましょう。

昔の常識は、今の非常識

医学や医療はつねに進化しています。かつては常識だったものも、今では非常識になったものもあるのです。ここでは、代表的ないくつかの神話や俗説、都市伝説について解説しましょう。

1）脳のエネルギーはブドウ糖だけ？　→　ケトン体が大活躍へ

ずっと前から「脳細胞はブドウ糖しか使えない」との俗説がありましたが、それは間違いとわかりました。厚生労働省は、以前「1日100g必要と推奨されるも、糖新生で糖が作られるため、真に必要な量ではない」とコメントし、2015年版で「糖質は必須栄養素ではない」と認めました。もし、糖質を全く摂取しなくても、肝臓で糖新生のメカニズムが働くため、低血糖にはなりません。ただ、空腹でフラフラするのは低血糖だと言う人も確かにいます。その理由は、常に糖分を摂る習慣で血糖の乱高下がみられ、血糖値の上昇でインスリンが分泌され低血糖になったためです。

なぜこのように考えたのでしょうか。脳動脈と心臓の冠動脈を比較します（図）。通常のヒトの血管では（右図）、血管の内側に隙間があり、いろんな物質が出入りしています。一方、脳の血管では（左図）、異物や薬剤が脳に流入してしまうのを防ぐため、関所のようなバリアが存在。これは血液脳関門 (blood brain barrier, BBB) と呼ばれているのです。

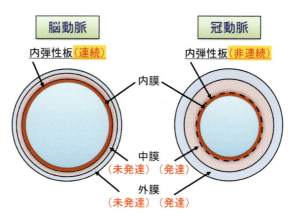

図のように、隙間がないため、血管の中を流れる物質が勝手に通れません。大きな分子（たんぱく質や脂質）はここを通過することはできず、ブドウ糖だけが通過できると長い間考えられていたのです。

しかし、実際にはケトン体が自由に通過し、エネルギーを供給していることが判明しました。糖の代用となるエネルギーでもあり、進化の側面からも、ヒト本来のエネルギー源かもしれません。今後の研究の展開が期待されます。

2）三大栄養素が食後血糖に影響？　→　糖質だけが食後血糖を上げる

　栄養学は時代とともに変わるものです。糖質、脂質、たんぱく質は三大栄養素と呼ばれています。昔の常識では、3種のいずれも摂取後には、食後血糖の上昇に影響するとされていました（上図）。私も1990年代にはこの内容を大学で学生に教えていたのです。

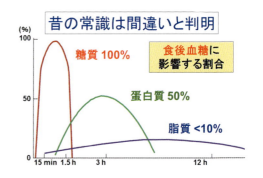

　ところが、その後研究が進み、常識が変わることに。2010年代には、糖質だけが食後血糖を上昇させることが明らかになったため、下図のように変わりました。この理論の変化には、実際に糖質制限を行うと、重度の糖尿病患者や極度の肥満患者が劇的に良くなるなど数多くの臨床経験の積み重ねが関わっているのです。

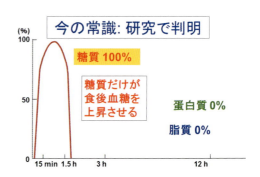

　米国の糖尿病学会や医学系の学会は、最近得られた証拠（エビデンス）をきちんと検証して結果を速やかに発表します。学問的基盤が確立するため、臨床の場では患者さんに対する治療法の根拠となり、実際に患者の状態も良くなります。また、研究の場においても、さらに展開していくことに。このように、欧米では科学に対する研究の進歩に対して、時代とともに基準が変わっていく報告をただちに行っており、その姿勢はいつも素晴らしいと感じています。

3）コレステロールが高いのは脂質摂取のため？　→　糖質摂取のため

　かつて脂質異常症（高脂血症）の患者さんには、コレステロールなど脂質を多く含む肉や卵を食べ過ぎないように食事指導されていました。これが常識であり、正しいものと信じられていたのです。

　一方、米国の医学界では以前から、糖質の関与が示されていました。私どもは日本プライマリ・ケア連合学会のセミナーなどの機会を得て、全国の若い世代の

優秀な先生方に、糖質制限に加えて脂質に関する新しい知識の啓発活動も同時に継続して参りました。

卵に対する判断について、以前とは異なり、卵に含まれるコレステロールを気にする必要はありません。そして、卵にはプロテインスコアが100という優良なたんぱく質が豊富に含まれているため、今後は十分に摂取してほしいと思います。

なお、卵1個に含まれる糖質はわずか0.1gなので、10個たべても1gです。300個食べるとようやく食パン1枚に含まれる糖質30gと同じとなります。

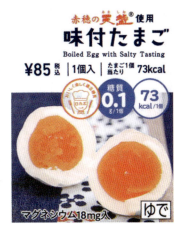

4）カロリーが大切？ → 今後はカロリーを見ずに糖質量を見る

日本の栄養学は優れています。食物交換表は食品を6つの表に分け、1単位を80kcalとしています。1965年、日本糖尿病学会から第1版が発行されました。名称のとおり、同じカロリーで交換できる考え方で、1単位は卵1個、当時の小さなバナナ、リンゴ、2単位はご飯1杯、パン1枚など細かく計算されていたのです。日本の栄養学のバイブルとして大活躍でした。近年、農林水産省と厚生労働省が共同で作成した「食事バランスガイド」がありますので示しましょう。独楽（コマ）のように一人でも楽しく毎日運動という意味も込められています。

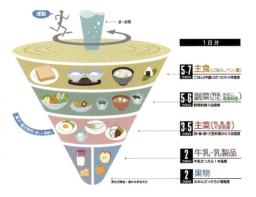

本書に従い、教育入院をした糖尿病患者はカロリー制限(Calorie Restriction, CR)で食事を計算したものです。空腹を我慢しながら2週間過ごしたり、退院後にはリバウンドで元の木阿弥になったりしたこともありました。

一方、現在では糖質制限法も導入されています。カロリー計算なく、糖質量を把握しながら食事をすれば、糖尿病は必ず良くなります。空腹で苦しむこともありません。各自がいろんな食物の糖質量を勉強し覚えていきましょう。

5）食事のバランスとは何か？　→　未だに理想の答えはない

　しばしば食事や栄養の質問に対して、「バランスのよい食事を」と回答されています。それでは、そのバランスとは？　1日に摂取した内容を分析して、その熱量（カロリー）の比率で、三大栄養素の割合をみます。わが国では、伝統的に糖質60％、脂質25％、たんぱく質15％が標準とされてきました。英語ではPFC (Protein, Fat, Carbohydrate)の比率としてP:F:C = 15:25:60と記載します。

　この60％は日本で主食がご飯であることが影響しています。糖質制限食が広まっていくにつれて、東京大学附属病院でも有用性が認められました。すでに60％→50％→40％と割合が低くなり、糖尿病患者の食事として40％の「低糖質」メニューも2015年から使用されています。

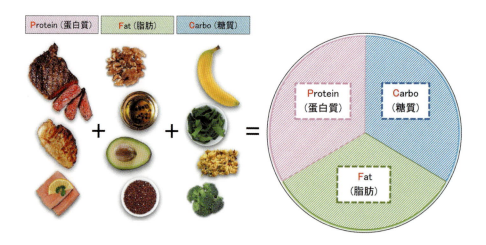

　はたして、三大栄養素の理想のバランスはあるのでしょうか？　ひとつの案として、アンチエイジング（抗加齢医学）の領域では、PFCのバランスが33:33:33％がよいとの説もみられます（図）。ただし、世界中をみても、日本の厚生労働省からも、理想のバランスの数値は発表されてはいません。

　完全に管理された実験動物で、1年中同じ餌を食べさせ、多数例を長年研究すれば、バランスの指標が出るかもしれません。しかし、ヒトは社会生活を営み、毎日同じ食事ではないため、科学的に理想の数値を決定するのは難しいでしょう。将来は宇宙船の中で、決まり決まった1年間の献立と栄養素を分析し、数百人を解析すれば、ずっと将来、理想のバランスが得られるかもしれません。

6）和食が健康的？　→　おおむね該当しない

「和食は健康的である」との話はずっと聞かれます。ただし、これは漠然としたもので、どんな対象者がどんなTPOのときのことでしょうか？

まず、海外の話題を。欧米人の中には牛飲馬食のように油っぽい食事をたらふく平らげる人がいます。摂取する総カロリーは極めて高いため、こんな場合には当然日本食のお寿司を食べたほうがダイエットになるというワケです。

次に、日本で少し前のこと。当時、国民の多くが高脂血症の範疇に入っていました。脳や心臓の血管が詰まるのを防止するため、服薬したり、肉など油っぽいものを避けたりと、指導されたのです。そのため、米飯を含むあっさりした和食が健康的だとの誤解が生まれ、広く信じられてきたといえます。

しかし、医学研究では逆の結果が出ました。福岡県の久山町では、町民の健康管理が数十年間続けられ、久山町研究 (Hisayama study) として国際的にも高く評価されています。長年の研究で予想外の結果が出ました。バランスを重視して毎日ご飯をきちんと食べ続けた人が糖尿病になる割合が高かったのです。

現在、標準的な日本人は肉体労働が少なく、昔の生活と違います。こんな生活習慣では、糖質を多く摂取すると糖尿病になりやすいのです。

右図は糖質制限中で病院食の昼食を示します。糖質含有量26gの美味しい「すき焼き」を世界に発信しました。

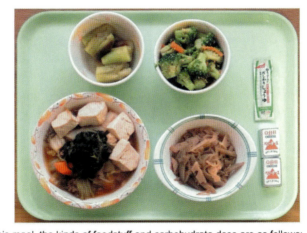

In this meal, the kinds of foodstuff and carbohydrate dose are as follows:
- Japanese style Sukiyaki with beef, tofu, egg, jelly, onion, mushroom, edible chrysanthemum, Japanese leek, other vegetable and sukiyaki soup 12 g,
- lotus root and jelly 6.7 g,
- 2 pieces of process cheese 0.4 g
- eggplant 3.6 g,
- broccoli and carrot with sesame 3 g,
- soy sauce (5 g) 0.3 g
- Sum total from a) to f) is 26 g of carbohydrate of this meal.

Figure 1: Japanese style Sukiyaki for lunch as formular diet of super LCD.

インスリン分泌・注射はできるだけ少なく

　ちょうど100年前、カナダでのこと。バンティングとベストのお陰で、インスリンが発見されて精製され、糖尿病の小児に注射して救命できました。これは人類にとって歴史を変えるほどの大きな出来事だったのです。

　実は当時、それまで糖尿病の患者には治す手立てがなかったのです。糖尿病の患者では膵臓から分泌されるインスリンが欠乏するため、筋肉も脂肪もやせ衰え、最期には骨と皮という悲惨な状況で命を落としていました。

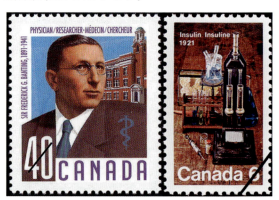

　この業績によってバンティングはノーベル賞を受賞したのです。これはカナダにとっても大いなる誉れであり、このように美しい切手を発行したのでしょう（図）。

　糖尿病を専攻する筆者が以前トロント大学を訪れ、記念館で撮影していたとき、スタッフから貴重な写真等を寄贈頂き、感謝しております。

　さて、現在はインスリンの注射もあるため、糖尿病患者は直ちに致命的状態にはなりません。しかし、糖質を過剰摂取している人では、血糖値がいつも乱高下しており、膵臓から過剰なインスリンを分泌しています。そのため、脂肪も体重も増えて肥満傾向が進み、いつまでたっても軽快が難しいのです。

　その後、膵臓が疲れ果てて働けなくなると、インスリン注射が開始されます。糖質摂取の継続によって、使用するインスリン量がさらに増加し、肥満の程度も増悪し、治療が難渋するケースに陥ってしまうのです。

普通の食事	糖質制限食
血糖値の急上昇	血糖上昇はなし
インスリン分泌増加	インスリン分泌なし
糖は有効に燃えず	糖は筋肉で燃える
内臓脂肪が増える	内臓脂肪が減る

　もし、図のように、早い時期から糖質制限を開始していれば、このような悲惨な経過を辿ることはありません。

最近の研究論文から紹介

★症例は70歳男性、2型糖尿病、HbA1c 7.1%。7日間、24時間血糖変動を観察しました (continuous glucose monitoring, CGM)。1,2,3,5,6,7日目は糖質制限食 (LCD) で、4日目 (赤線) だけが従来のカロリー制限食 (CR)。3回の食事 (8、12、18時) により、著明な血糖上昇が明らかになりました。LCDの効果が一目瞭然です。

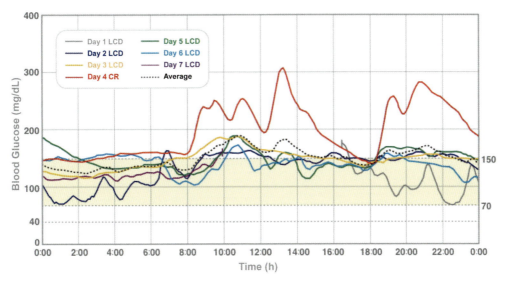

Figure 4. Case 2 with continuous glucose monitoring (CGM) investigation. Case 2 was 70 year-old male with HbA1c 7.1%, who has 162 cm in height, 54 kg in weight, 20.6 in BMI with no medication for T2DM. He had super-LCD on Day 1,2,3,5,6,7, and formular CR diet on Day 4. (LCD; low carbohydrate diet, CR; calorie restriction)

Ebe K, Bando H, Yamamoto K, Bando M, Yonei Y (2018) Daily carbohydrate intake correlates with HbA1c in low carbohydrate diet (LCD). J Diabetol 1(1): 4-9.

★大学時代、準硬式野球部の同僚 中村巧先生（整形外科、兵庫県川西市で開業）と当初から糖質制限を開始。多数例の検討で、体重の10%以上の減量が24.0%、3%以上の減量が71.4%に見られました。

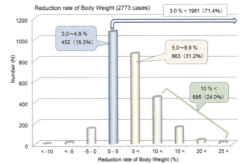

Nakamura T, Kawashima T, Dobashi M, Narita A, Bando H (2019) Effective Nutritional Guidance for Obesity by Low Carbohydrate Diet (LCD). Asp Biomed Clin Case Rep, vol.2, no.s1: 16-21.

★2型糖尿病患者84例に対するカロリー制限食(CR)と糖質制限食(LCD)を比較する研究。重症度で分けた4群の平均血糖値は、LCDへの変更後わずか2日目で、明らかで有意な低下を示しました。インスリン分泌量を表す尿中C-ペプチドは25%低下しました。

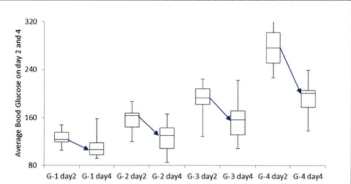

Figure 2: The changes of average blood glucose on day 2 and day 4 in 4 groups.

このように、LCDに変更して2日後には、血糖の日内変動は劇的に改善され、膵臓から分泌されるインスリン量も低下することが証明されました。

Bando H, Ebe K, Muneta T, Bando M, Yonei Y (2018) Urinary C-Peptide Excretion for Diabetic Treatment in Low Carbohydrate Diet (LCD). Journal of Obesity and Diabetes 1: 13-18.

★最近、マスターズ陸上関係の仕事を村上充先生（香川）と行っておりその一部を紹介します。スポーツ医学関係論文であり、怪我をしない走法は飛脚の技術に由来していることを、スポーツ、文化、歴史の側面からまとめたものです。

Keywords: Ashinaka (Half foot); Hikyaku (Flying feet)

Abbreviation:

IOC: International Olympic Committee; Tokyo 2020 Games: Tokyo 2020 Olympic and Paralympic games; ATA: Anterior Transverse Arch; JMA: Japan Masters Athletics

Editorial

At the International Olympic Committee (IOC) session in Buenos Aires, Argentina, 2013, Tokyo was decided to be the host city of the Tokyo 2020 Olympic and Paralympic games (Tokyo 2020 Games). Prime Minister Abe showed off the charm and beneficial points of Tokyo, and after that he has conducted the preparation of the Organizing committee of Tokyo 2020 Games [1].

These activities can contribute not only international peace and friendship, but also mutual understanding of various cultures and further promotion of sports development [2].

There are various categories in the Olympics Games, and among them, athletics is estimated to be the fundamental of sports from the historical point of view. Among many players who have been struggling the sports, only very few players can become the

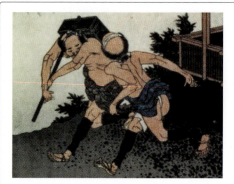

Figure 1: Hikyaku (flying feet) from the Japanese traditional print "Ukiyo-e" (part), 1833, Japan Post Museum. The title of this work was "Mt. Fuji at dawn" by Hokusai Katsushika (1760-1849). He was one of the most famous artists and Ukiyo-e painters during Edo era in Japan.

Bando H, Murakami M (2019) Previous Wisdom Becomes Reference for Body Movements Leading to the Olympics . J Nov Physiother 9: e154. doi:10.4172/2165-7025.1000e154

第3章　身体と心も鍛えよう

医学・音楽・スポーツ

　私は子供の頃からピアノや電子オルガンに親しみ、将来の夢はピアニストや作曲家、編曲家でした。しかし、音楽の道は厳しく医学の道に進み、大学では糖尿病・内分泌学を専攻。近年は糖尿病の臨床と研究、糖質制限の啓発を続けています。また、日野原重明先生から勧められた音楽療法の普及や、野球やスケート、陸上なども継続中。このように①医学、②音楽、③スポーツの３本柱の活動を通じて、皆さまの心身の健康や有意義な人生にお役にたてれば幸いです。

　国際学会の講演では、①糖質制限、②スポーツ医学、③音楽療法の活動を紹介しています。

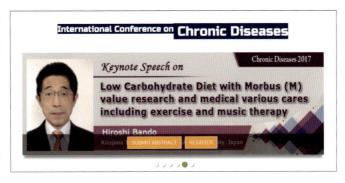

　最近は、④日野原先生が設立された「新老人の会」の社会的活動が重要です。先生は105歳までご活躍され、内外で素晴らしい哲学「日野原イズム」を啓発。現在もなお全国の支部では先生の教えを受けた方々が活動を継続中です。

　私は日野原先生と出会うなど、良い縁に恵まれてきました。これは私の運命であり、Hinohara-ismを広げるのが私の使命でしょうか。また、英語による医学や芸術文化の発信も続けてきております。

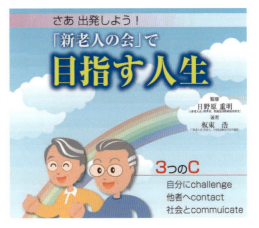

　セレンディピティ（serendipity）とは、偶然の出会いや出来事から新しい予想外の発見をすること。私の役割は上記の①～④の発展と思われます。

・あなたは今までセレンディピティを感じたことはありますか？

・貴重な出会いからインスピレーションや自分の役割を感じましたか？

体重は45年間変わらず

　身体の健康について考えてみます。私は子供の頃病弱で、小児喘息の発作をたびたび起こしていました。夜間かかりつけ医に両親が連れていってくれたり、先生が真夜中に往診してくださったときには、先生のお顔が仏様のように見えたことも。こんな経験から両親や医師に感謝の気持ちがあり、将来は医者になって人を助けたいと思っていたのです。

　小学4年生頃、喘息が治りました。小児期の経験や両親の価値観、祖父母の世話などから、人には優しく接するようになりました。一方、自分の健康には、生活習慣を律して自己管理を続け、自身に厳しくコツコツと身体も心も鍛えていかねばなりません。

　高校生のとき、身体を鍛えようと決心。冬の間ずっと、体育の授業でTシャツと短パンで通しました。また、暖房は全くせず勉強し、

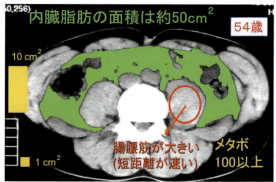
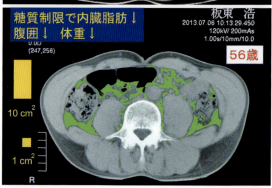

就寝時にも窓を開けたまま極寒の中震えながら眠っていたことを思い出します。ちょっと極端ですが、お陰で強くなりました。

　もともとピアノを毎日練習しており、子供の頃から規則的な生活です。医師になって不規則な仕事になっても、数分の時間を惜しみ、食事や運動など生活習慣をほぼ一定に保つあらゆる工夫をしています。米国留学中、冬季に家の周囲は雪景色でしたが、長靴を履いて野球の塁間ダッシュを継続。おそらく怪しい姿だったでしょうね。その結果、私の体重は15歳から60歳までずっと不変です。50歳代には、糖尿病関係の仕事でもある「糖質制限」を実践しました。その結果、腹部の内臓脂肪が燃え、お腹はぐっと痩せて維持しています。

- あなたは20歳から今まで体重の変動はどれくらいですか？
- 規則的な生活習慣を保つため、何か工夫をしていますか？

阿波のイチローを目指す

　誰もがMajor League Baseball (MLB)のイチロー選手を知っています。引退しても高評価なのは、結果に加え日々努力する姿や彼の哲学などのためでしょう。私は尊敬するイチロー選手に少しでも近づきたいと思っています。

　さて、筆者は子供の頃から野球が大好きで、高校時代にはソフトボールの投手、大学時代には準硬式野球部で内野手でした。学生中は活躍できず、卒業後にようやく花が開きました。草野球リーグに参加して、30歳からスイッチヒッターに。通常、左打席は右よりも一塁まで1.5歩速いとされますが、私は2歩程度速いのです。左打席でヒットの確率をどう高めるか、どう盗塁するか、ずっと研究してきました。その成績を表に示します。30〜40歳代はこんな青春を送りました。

表　野球リーグの打率の推移

年度	年齢	打率	備考
1991	34	309	10位
1992	35	411	4位
1993	36	578	1位
1994	37	424	1位
1995	38	411	6位
1996	39	313	14位
1997	40	366	未集計
1998	41	500	未集計
1999	42	—	リーグなし
2000	43	462	2位、リーグ世話人へ就任
2001	44	158	ピアノコンクール出場
2002	45	313	14位
2003	46	407	年間に2〜8打席不足(*)
2004	47	371	*
2005	48	412	*
2006	49	444	*
2007	50	174	*　守備シフト等
2008	51	375	*

　50歳代後半、投球の際に右肘の痛みが出現。そこで朝夕3分ずつ、弱いゴムで肘のinner muscleを鍛え、2年間続けてやっと思い切り投げられるようになりました。嬉しかったです。実は、60歳を超えても、野球が大好きな野球小僧であり、いまだに自称「阿波のイチロー」のつもりで打って走っています。

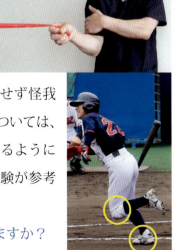

　今の研究テーマは、1) 加齢に伴い動体視力が衰えてもヒットの確率を維持する打ち方、2) 無理せず怪我なく一塁ベースまで速く到達する走り方です。2) については、つま先を脱力してカカトでプッシュし、階段を降りるように膝を抜けば、身体がぐっと深く前傾します。私の経験が参考になれば幸いです。

- スポーツや仕事で成績を上げるコツを考えていますか？
- まず実施可能なテーマから順番に始めていますか？

野球は教育、人生、楽しみである

　私の野球の青春は続いており、500歳野球全国大会（2017）ではヒット後盗塁に成功しました。野球はチームプレーであり、個人の技術ではなく各自の役割がうまく果たせて皆で勝ちに結びつければ嬉しいものです。

　かつて、近くの公園に子供たちが集まると、自然と草野球で楽しみました。夏休みには防犯野球大会に向けて、毎日練習を続けたものです。

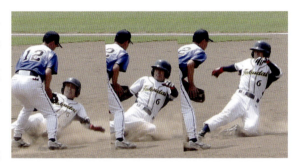

　野球クラブとは、日頃の挨拶や態度まで訓練される教育の場でもあります。運動部で一緒に苦しい思いをした同僚は一生理解しあえる友人となり、野球経験が共にあるだけですぐ仲良くなれるもの。これって不思議ですね。説明するなら、心の波長が共鳴するシンクロ(synchronization)となるでしょうか。

　野球の青春を続け、高校野球にも関わる仲間と集う「野球談義の会」があります。富岡西高校を甲子園に導いたノーサイン野球の小川浩先生（2019春）、徳島北高校を甲子園に導き（2009夏）現在城南高校の島一輝監督、両監督に優しくまた厳しく助言をするのは、かつては150kmを投げ、コーチとして徳島県を国体優勝に導き、現役スラッガーである浦崎裕久氏。私の野球の師匠で徳島県における指導者の宝でもあり、「新老人の会」の仲間です。

　皆で議論となったのは、1）3つの高校ともに進学校、2）各選手に応じた指導法、3）短期・長期の選手育成法、4）ノーサ

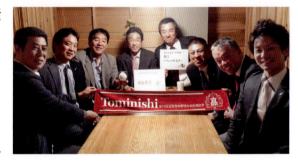

インの是非と状況判断などでした。4）に関しては、ノーサイン野球によって選手は将来いろいろな場で必ず伸びるだろうとの結論に。気の置けない仲間と大好きな野球について歓談できるのはこの上なく楽しく、人生の愉しさと生きがいを満喫しています。

金メダリスト清水選手に感動

　35歳のとき、テレビで見たのが、ローラーブレードで颯爽と滑る映像でした。その瞬間「これだ！」と思い、早速いろいろと調査。最初は遊び程度の廉価なものを使い、ある程度上手になってから5輪のスピード専用靴を購入したのです。インラインスケートの全国大会にも出場し、ある程度の成績を収めました。

　41歳のとき、長野五輪で清水選手の金メダルの滑走に感動し、アイスがしたいとの気持ちに（1998.1）。すぐ高松のリンクに通い、ショートトラックを開始。秋季には標準記録を突破できたため、長野国体に徳島県代表として出場したのです（1999.1）。「42歳医師、冬季国体初出場」と注目されましたが、500mスタート直後に隣の選手と接触して転倒。その様子はNHKで全国放送され、こんなことで一躍有名になってしまいました。

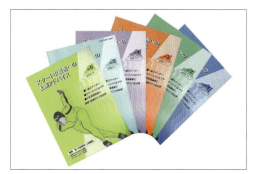

　その後、群馬県の小松秀司先生（国体選手→教諭→スケート指導者）と一緒に、アイスとインラインの両方を解説する画期的なスケート指南書を6冊刊行し、国体にも5年間出場。地元の徳島新聞は毎年、開会式では「徳島県選手団、堂々と行進」、翌日の新聞には「徳島大学・板東、予選落ち」という予想を裏切らない見出しが。ずっと冬季国体の話題を提供でき、これだけが社会的に貢献できました。

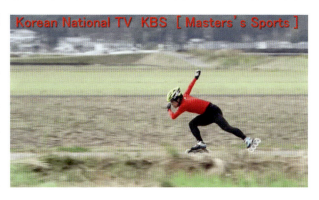

　韓国の国営放送KBSでは、地道に練習するマスターズ選手として紹介されました。日々少しずつ、インラインスケートおよび陸上競技の練習を生活習慣に組み込んでいる姿です。なお、嬉しいこととして、アイススケート500mで、57歳のとき、42歳時と同タイムが出たことが挙げられます。年月を経ても、体力の低下は最小限とし、技術でカバーできる証拠を得ました。

私のライフワークには、医師としての仕事に加えて、できるだけ長期にスケートを工夫しながら続けていくかという命題があります。そのため、理論と実践、愉しみを含めていろいろと調べ、工夫しながら試みてきました。

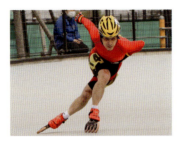

　スポーツ種目は、2つの軸によって、6つに分けることができます。有酸素運動（持久系）の軸として、軽・中・重度かどうか、そして、無酸素運動（筋力パワー系）の軸として、軽・中・重度かどうかです。実は、スケートは、2つの軸でいずれも重度のレベルに入る、心身ともに負荷の高い種目といえましょう。

　私の身体は生来、短距離系、瞬発系であり、得意種目は短距離です。インラインで100mが11.1秒、200mが20.0秒とのベストタイムで、長年スタート練習をよくしました。結果は気にせず、もっと良いスターと極めるように、いろんな可能性を試しながら練習するプロセスがこの上なく楽しく感じています。一方、

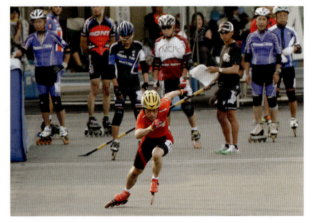

ずっと下手なのはカーブ滑走です。なかなか上手にならず、一因は身体を倒すのが怖くて恐怖心に勝てないのが私の課題です。同様に、ショートトラックでも怖くてなかなか身体を倒せません。

　一方、長距離種目は、10,000m, 20,000m, マラソン(42km)などがあります。近年はマラソンがブームで、なかなか各地の大会へのエントリーも難しそうです。

　皆様にお勧めしたいのは、競技種目ではなく、フィットネスとして、健康の維持増進のためのインラインスケートです。長距離を滑走する企画や大会もあります。無理がない範囲で、気持ちいい風を感じながら滑走するのは快適です。欧米では、自転車と同様に人々の生活にインラインが溶け込んでいます。

・あなたには何かライフスポーツがありますか？
・どんな工夫で、長年そのスポーツを楽しめるでしょうか？

45年間100mは13秒

　私のモットーは「継続は力なり」。英語表現では「練習が完璧を作る、ローマは一日にして成らず、粘り強さは報われる、着実で競争に勝つ」となります。

　アイススケートを41歳から始めて42歳で国体に出場し、いろいろと研究することに。すると100mの通過が0.5秒速くなれば、500mで何秒も違ってくると判明。そこで、もっとスタートを速くするため陸上の短距離も試みようと考え、マスターズ陸上を開始したのです。種目は60m、100m、走り幅跳びでした。

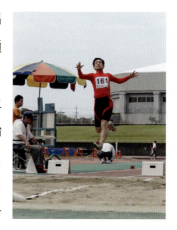

　その後、45-49歳男子60mで県記録を出したことがあり（8.20秒）、香川県マスターズ陸上副会長の村上充先生との出会いで人生が変わったのです。ご指導頂き、つま先でキックせず、カカトでプッシュする走法に変えると、力むことなく楽に前傾で走れるようになりました。私はスケートを長年続けてきたため、膝の緊張を瞬時に解くことができるようです。図の中央、右足のカカトは地面についており、右ひざの力を抜き、カカトでプッシュするため、身体が前傾し、無理な力を入れずに前に進めます。

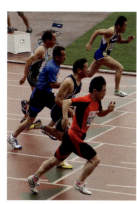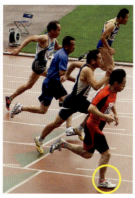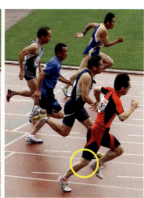

隣の選手は優秀なランナーで、パワーを使った走りです。私は脱力して手の振りも小さく前傾で重力を用いた走りです。解析すると、両者の速度は同じであり、歩数は、前者が12歩の距離を私は13歩で走っていました。階段を下りるとき、誰もが膝の力を抜きます。これと同様に走ると、短距離から長距離まで、前傾姿勢で力まず楽に前に進むことができるのです。

私が小～中学校のとき、1クラスの男子は22名。運動会でリレーに出る4人には入らず、5-6番目ぐらいでした。従って、男子が100人いれば上から25番目ぐらい、走る能力は同世代の上位25パーセンタイル程度です。100mのタイムは15歳のとき13.0秒で、その後45年間、ほぼ半世紀変わらず、59歳のとき13.1秒とマスターズ陸上・徳島県記録を樹立できました(2016)。その日は猛暑で倦怠感のため力が入らず、ただ身体を前に倒すだけで走破したことを思い出します（下図）。

　知り合いの方から質問されますが、特別な練習はなく、練習し過ぎないように注意しています。私なりのコツを挙げます。

・毎日無理せずコツコツ続ける
・足首に強い衝撃は与えないようにする
・足腰をslow & pushする動作で鍛える
・NHKのニュースをみながら室内で練習
・芝生の上り坂でゆっくり大きく動作を行う
・下り坂でスピードアップ練習はしない
・硬い陸上競技場での練習は控える
・記録を狙うと必ずどこかを傷めてしまう
・日々の練習では、力を込めず、逆に力を抜く
・関節に違和感を生じたら、すぐにやめる
・無理せず、レースで棄権する勇気を持つ

◆◆◆◆◆◆◆◆◆◆◆◆◆
徳島マスターズ陸上競技連盟県記録
2018年 12月 31日 現在

男子

◆100m

M24	11.88	岩森　皓平	23	18
M25	11.72	木内　康寛	29	18
M30	11.62	福田浩一郎	32	17
M35	11.5	阿部　泰司	35	95
M40	11.48	阿部　泰司	40	00
M45	11.90	富永　耕三	46	90
M50	12.09	酒井　秀樹	51	04
M55	13.16	板東　浩	59	16
M60	13.09	酒井　秀樹	62	15
M65	13.20	松本　憲二	65	00
M70	14.45	野口　達生	70	05
M75	15.15	石川誠一郎	75	16
M80	16.43	藤島　哲夫	80	08
M85	19.85	岡本　寿彦	88	17

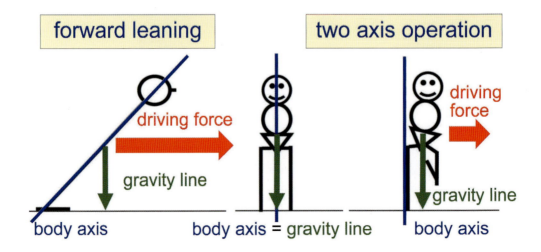

スーパー高齢者とは

マスターズ陸上の世界では、ギネス記録に認定された世界最高齢スプリンターの宮崎秀吉さんが有名です。90歳を過ぎてから本格的に陸上競技に取り組み、100,105歳で当時の世界記録を樹立されました。私は何度も目の前で拝見させて頂きました。

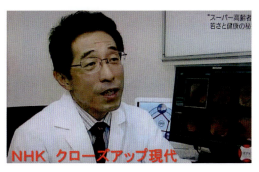

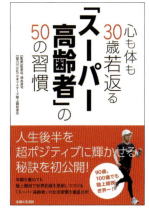

マスターズ陸上で活躍されている高齢者の特徴として、校長先生のように規則正しい生活をしている方が、60歳で退職してから陸上を始めた場合がみられます。スーパー高齢者の秘密とは？秘訣とは？ 結局、生活習慣をきちんと自己管理できることでしょう。

私たちはマスターズ選手を研究して、日本語ならびに英語で医学論文を出してきました。その研究は、身体面や心理面、社会面など多岐にわたります。参考となるデータを示します。マスターズ陸上選手は、おおむね9割で生活習慣病や脳、心臓などの病気がなく、これは驚くべき割合です。またほとんどが生きがいを感じて毎日を過ごしています。アルコール消費について、一般人と比較して飲む回数は多く、飲む量は少なめです。つまり、毎日上手にお酒を嗜んでいるといえましょう。

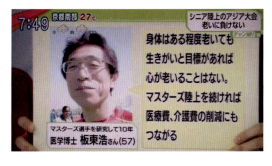

30,40,50,60歳代の男子400mリレーで、仲間と一緒に徳島県記録を樹立したときの写真を示します。

◆第32回徳島マスターズ選手権（6月18日・鳴門ポカリスエットスタジアム）
▽400ｍリレー①板東浩・木田憲二・森本章・福田浩一郎 49秒63＝大会新

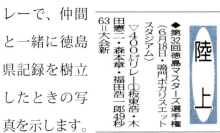

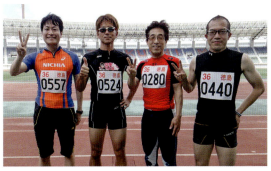

第3章　身体と心も鍛えよう　*37*

有酸素運動と無酸素運動

　肥満や糖尿病、生活習慣病、メタボなどの治療には3本柱があります。①食事、②運動、③薬です。肥満の場合が多く、まず糖質制限で痩せてください。

　基本は食事療法です。肥満者が急に運動をすると関節を傷めるため、運動は特にしなくても大丈夫。痩せてから考えます。ただ、腰や膝に問題なければ、衝撃がない有酸素運動のウォーキングはOKです。歩幅を大きく、両手にダンベルを持ち、速歩で気持ちよい汗をかいてください。運動する時刻はいつでもいいですが、血糖が高くなる食後20〜60分頃に歩くと効果的です。血糖が40〜90 mg/dL程度下がるでしょう。

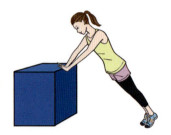

　無酸素運動（レジスタンス運動）も有効です。食後にTVでもみながら、膝や腰などを鍛えるスクワットがお勧め。ヒトの身体で大きな4つの筋肉は腹筋、背筋、太ももの前後なので、これらを十分に刺激して、筋肉で糖分を燃やしてください。

　室内運動の一例を伝授しましょう。①斜め腕立て伏せ（机の角を使う軽度）、②腹筋（両足を高く挙げ軽度）、③背筋（背伸びを使う軽度）の

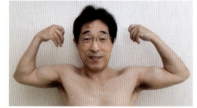

場合、軽い負荷で回数が大切です。いずれも20回で疲れ果てるなら、①②③を12, 14, 16, 18, 20回ずつ、サーキットを5回すればいいのです。無理せず楽に継続することが大切。要は工夫です。

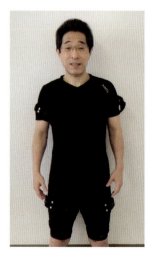

　私は「加圧トレーニング」を続けています。歴史を振り返ると、東京大学の先生が厳しい講習会を行って①スポーツマンを対象に開始したのです。その後、②一般人、③肥満やメタボの人で減量の目的と広がってきました。今後は④疾病を有する人のリハビリテーション、⑤足腰が弱った高齢者などにも適応が広がる可能性があります。しかし、「加圧トレ」は中途半端な活用は絶対避け、完全に正しい方法で行い、担当医師にきちんと相談してください。

日野原重明先生による「新老人の会」

私は長年にわたり、聖路加国際病院の日野原重明先生にご指導を賜ってきました。その分野は内科学、プライマリ・ケア医学、生活習慣病、音楽療法と幅広く、

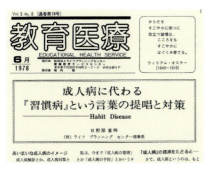

専門領域がほぼ重なっていたのです。有難いことです。その業績と功績はあまりにも広く深く、簡単に述べることができません。わが国における「プライマリ・ケア医学の父」であり、「音楽療法の父」でもあり、「生活習慣病」を提唱されました。患者自身も各自が医療について学び、自身が健康管理を続けていく習慣が重要であることを示されたのです。そして、わが国における将来の医療全体の姿を見据えておられました。

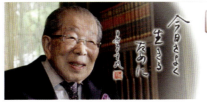

日野原先生は数年間の準備期間を経て、2000年9月にある文化組織を立ち上げました。それは2001年から2100年の新時代・21世紀において、高齢者の意義深い人生を目指していく「新老人の会」(New Elderly Association, NEA)です。その後、全国に支部が設立され、新老人ムーブメントが広がっていきました。

先生は幅広い年齢層の人々に理解しやすく受け入れられるように、組織の基盤となる哲学を設定しました。3つのモットーとひとつの使命と5つの行動目標です。

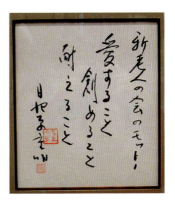

これらの視点から医学者、医療者、宗教家、音楽家などを包含する先生の日野原イズム (Hinohara-ism) が伝わって参ります。

新しいことを創めよう

　日野原先生は、医学の基盤となる「医療概論」について、いろいろな医療スタッフ（コメディカル）の方々や一般の人々に対して、わかりやすくお話され啓発活動を続けられました。全国の各支部で講演会を行うほか、小学校では「命の授業」を通じて子供たちに大切な生命の大切さを伝えられたのです。音楽家でもあった先生は、ミュージカル「葉っぱのフレディ」を書き下ろし、カーネギーホールの舞台にも子供たちと一緒に立たれました。オーケストラの指揮やいろんな作曲も担当され、音楽の魅力も十分に伝えられたのです。

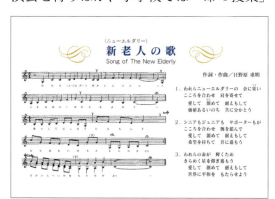

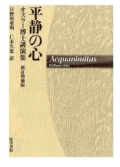

　先生は98歳から俳句を、100歳からfacebookを創められ、104歳で記念句集も出版されました。

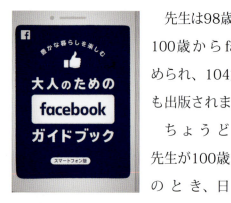

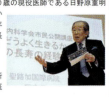

　ちょうど先生が100歳のとき、日本内科学会総会が京都で開催されました。その際、私がまとめた最初の糖質制限の本を謹呈させて頂くと、早速読んでくださったのです。すると、翌日の講演会では「体重維持に糖質制限が重要」とその効果をご紹介くださることに。今でも嬉しいエピソードとして思い出されます。このように先生自身も「新しいことを創めよう」と、ずっと実践されておられたのです。

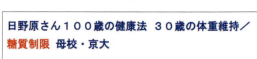

世界から高い評価

皆さまから長年愛された日野原先生は、誠に残念ではありますが、2017年7月、安らかに旅立たれました。ただちにNew York Timesやカナダのオスラー協会、

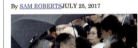

世界家庭医機構(WONCA)など、日本のみならず世界から先生の業績や功績に対して高く評価する報道がなされました。その中で「文化勲章を受賞した日本で最も著名な内科医で、長生きのエキスパート」などと紹介されていたのです。

7月末に行われたceremonyでは4000人が参列し、写真のようにemperor/empress, the crown prince/princess, Mikasa-, Akishino- and Takamado-Imperial branchの5つの献花がみられました。

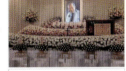

先生がしばしばお話しされたことがあります。「使命」とは、自分の命を使うことで、自分の貴重な時間を人のためにどのように使うのかじっくり考える必要があるでしょう。また、「運命」とは受動的に他人から運ばれてくる命であり、自分の力が及ばず仕方がないものだと考えているかもしれません。しかし、能動的に、自身が意志を持って運んでいく命も解釈できます。

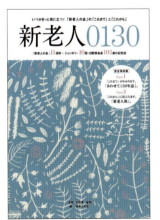

つまり、自分の長い人生の中で、どのように計画性をもって、各自の運命をデザインしていけばいいのか。直ちに適当な答えが見つかることは難しいとは存じますが、いちどじっくりと考えてみてはいかがでしょうか。

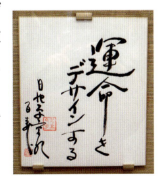

第3章 身体と心も鍛えよう

日野原イズムは永遠に

　日野原先生の業績・功績を短く要約します。日本の医学に対して、戦後に米国医学を導入され、わが国の臨床医学や医学教育、看護教育などの広い領域の発展に尽力されました。さらに、予防医学や患者参加型の医療、終末期医療、ホスピスなど各時代において先進的な医療改革に取り込んでこられました。

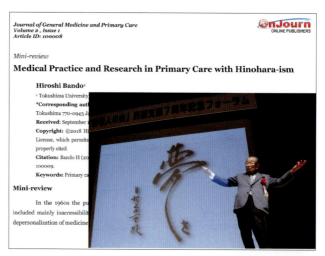

　広く深い医療を発信する基盤となったのが、1973年に設立したライフ・プランニング・センターでした。基本哲学は「自分の健康は自分で守る」という教育医療を展開されることに。大きな業績のひとつは「生活習慣病」の呼称を提案したことです。著書は「生き方上手」など多数で約400冊、印刷物は6000点以上に至り、1999年文化功労者、2005年文化勲章を受章されました。

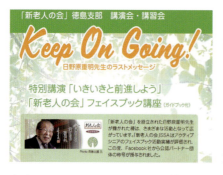

　日野原先生の発想はいつも前向きで明るく、失礼ながら、すこしお茶目で愛すべきキャラクターといえるでしょう。先生がみなさまによくおっしゃっておられたのは、それぞれが「夢」をもち、それに向かっていきいきと前進していくことでありました。すなわち、いつも「キープ オン ゴーイング」です。

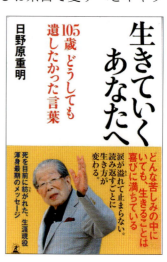

　先生の著書「生きていくあなたへ」には、心に染み入る魂の言霊（ことだま）により、読む人の行動変容、生活習慣を変えるパワーがあるように思われます。

著者　板東 浩（Hiroshi BANDO）略歴

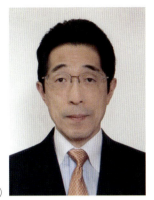

1957（昭和32）年生まれ、1981（昭和56）年徳島大学卒。

①ドクター：
医学博士。日本糖尿病学会・認定医・指導医
日本抗加齢医学会評議員、日本統合医療学会評議員
日本内科学会内科専門医部会評議員、日本心療内科学会評議員
ECFMG 資格取得。米国の family practice residency で臨床研修。
Fellow of American College of Physicians（米国内科学会 ACP 上級医）
Volunteerism & Community Service Award of ACP（ACPボランティア賞）（2011）
糖尿病学などの医学英文誌 4 誌における編集長（Editor-in-Chief）（2019）

②ピアニスト：
全四国音楽コンクールエレクトーン（1970）・ピアノ部門（1993）各第 1 位
第20回日本バイオミュージック学会・学術大会長（於 徳島市）（1999）
第25回 PTNA 全国決勝大会シニア部門奨励賞（2001）
第 9 回日本音楽療法学会・学術大会長（於 松山市）（2009）
第3回ヨーロッパ国際ピアノコンクール in Japan ソロ B-2部門 銀賞（2012）
日独国際親善ピアノコンサート（Wartburgkirche, Markus Krankenhaus）（2013）
第 8 回日本音楽医療研究会・学術大会長（於 徳島市）（2014）

③アスリート（スケート、陸上、野球）：
全国インラインスケート大会で優勝歴数回、日本ローラースポーツ連盟理事・指定医
冬季国体アイススケート・スピード選手として出場（1999～2003）、現在監督
日本体育協会認定スポーツドクター、徳島県スケート連盟理事長・スピード部長
書籍「スケート中級者への上達アドバイス No.1～6」を出版（2004～2010）
四国マスターズ陸上競技選手権大会・50-54歳男子60m，100m，走幅跳各 1 位（2011）
第12回全日本マスターズ・アイススケート競技会男子 C クラス（45-54歳）3 位（2012）
第 3 回国際ゴールドマスターズ陸上競技会京都大会・55-59歳男子60m 7 位（2013）
100m走は15歳で13.0秒、59歳時マスターズ陸上で13.1秒と徳島県記録を樹立（2016）
小学～高校までソフトボール投手、大学は準硬式野球部内野手、ドカベンの殿馬が目標
26歳から軟式野球リーグに所属、30歳から左右両打席打ち、18年間で首位打者3回

④エッセイスト：
著書「糖質制限の実践法」、「肥満脱出大作戦」、「音の不思議!? ピアノの不思議!?」ほか、
スポーツ関係でスピードスケートの実践書、マスターズ陸上の書籍等を出版
現在まで講演は700回以上、出版物は2000点以上、書籍30点以上、英語論文140篇以上
Homepage　https://www.pianomed-world.net/
YouTube　http://www.youtube.com/user/HiroshiBando/
E-mail　pianomed@bronze.ocn.ne.jp

定価：（本体 1,200 円＋税）

半世紀体重は同じ,100m 走は13秒で変わらず！
〜糖質制限と運動の工夫で100歳を目指す〜

Weight unchanged, 100m unchanged with 13 seconds for half century
~ Living up to 100 years by adjusting sugar restriction and exercise ~

2019 年（令和元年）6 月 25 日発行

著　者：板東　浩
編　集：山中克彦
発行人：中川德久
発行社：(有)メディカル情報サービス
　　　　https://www.mhank.jp/
　　　　email: info@mhank.jp

DTP・印刷：グランド印刷株式会社

ISBN978-4-903906-17-1　C3047　¥1200E　Printed in Japan
乱丁・落丁本はお取替えいたします。
定価はカバーに表記してあります。